早期食管癌科普

主　审　杨锦林

主　编　李小青

副主编　严海琳

编　委　欧　艳　李　珊　汪旭丽
张　淼　李传慧　周　阳

电子科技大学出版社
University of Electronic Science and Technology of China Press

·成都·

图书在版编目（CIP）数据

早期食管癌科普 / 李小青主编. — 成都：成都电子科技大学出版社，2024.10
ISBN 978-7-5770-0865-3

Ⅰ. ①早… Ⅱ. ①李… Ⅲ. ①食管癌—防治 Ⅳ. ①R735.1

中国国家版本馆CIP数据核字（2024）第036150号

早期食管癌科普

ZAOQI SHIGUAN'AI KEPU

李小青　主编

策划编辑　万晓桐
责任编辑　仲　谋
责任校对　万晓桐
责任印制　段晓静

出版发行　电子科技大学出版社
　　　　　成都市一环路东一段159号电子信息产业大厦九楼　邮编 610051
主　　页　www.uestcp.com.cn
服务电话　028-83203399
邮购电话　028-83201495

印　　刷　成都市火炬印务有限公司
成品尺寸　260 mm×184 mm
印　　张　4.5
字　　数　72千字
版　　次　2024年10月第1版
印　　次　2024年10月第1次印刷
书　　号　ISBN 978-7-5770-0865-3
定　　价　42.00元

前　言

食管癌是常见的消化道肿瘤，具有发病率高、死亡率高的特点，严重威胁着人类的健康。食管癌患者的预后与疾病分期有着明确的关系。早期食管癌治疗效果好，通过内镜微创治疗，患者5年生存率可达95%。而我国的食管癌患者，确诊时多已处于中晚期，5年生存率不足20%。出现这一局面的原因主要包括两个方面：首先，早期食管癌多无特异性症状表现，难以引起患者的警觉；其次，民众缺乏对食管癌的科学认识，知晓率较低，这也说明科普教育工作需要进一步加强。

目前，针对早期食管癌的科普宣传主要集中在网络途径，但是仍然不能覆盖到所有目标人群，尤其是食管癌高发地区的老年人。这些老年人往往不熟悉互联网的使用，无法从网络渠道获取有效的信息。此外，针对早期食管癌的通俗易懂的科普书籍较少。本书旨在通过简单易懂的讲解，加深民众对食管癌的全面认识与理解，这对于改善我国食管癌的诊治现状，减轻家庭及国家的医疗负担，提高人民的健康水平，具有重要意义。

本书以“食管癌的早筛、早诊、早治”为主题，依托四川大学华西医院消化内科多年积累的丰厚经验及临床案例，结合国内外最新研究进展，遵循国际、国内的食管癌诊治指南，以通俗易懂的语言形式，配以插图，向读者阐明食管癌的来龙去脉。具体来说，从食管癌的由来、食管癌的筛查对象和筛查方法、食管癌的类别及临床分期、食管癌的治疗策略（特别是早期食管癌及癌前病变的治疗方式）、内镜手术病理报告、内镜术后并发食管狭窄，以及内镜术后的随访策略等7个方面，对食管癌的相关知识进行了全面剖析讲解。

本书的出版得到了四川省科技厅科学普及项目《读懂食管早癌，不再谈癌色变》科普手册（2022JDKP0072）的资助，在此表示诚挚的感谢！

本书不仅适合作为食管癌患者及家属的参考指导手册，也适合广大普通读者（包括青少年）阅读学习以提高防病、治病意识。由于编写水平有限，书中疏漏之处在所难免，敬请读者批评指正，并提出宝贵意见和建议！

编　者
2024年10月

目　录

第一章

食管癌是什么？

一、食管有哪些结构与特点

1. 食管的解剖结构

食管俗称食道，是人体消化道的重要组成部分，向上连接口咽部，向下通过贲门与胃相连。

食管是一条呈扁圆形的肌性管腔，全长25～30 cm，从第7颈椎（C7，C表示颈椎）水平一直延伸到第11胸椎（T11，T表示胸椎）水平。食管的管腔直径2～3 cm。

食管位于后纵隔，在脊柱前方，气管后方，四周被心脏大血管所包绕。人体食管的解剖结构如图1-1～图1-2所示。

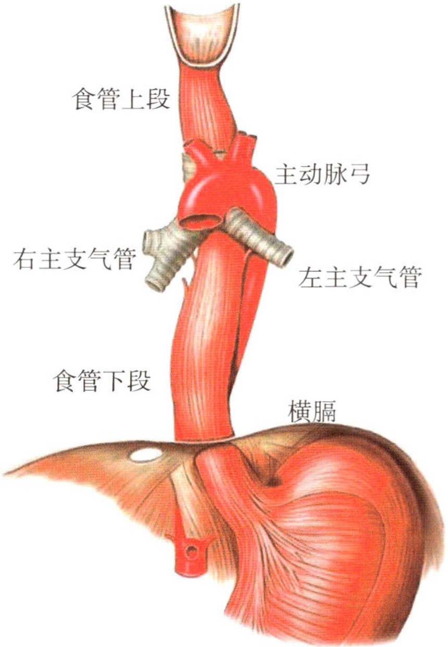

图 1-1　食管解剖结构正面观

（资料来源：Science Photo Library，https://www.sciencephoto.com/）

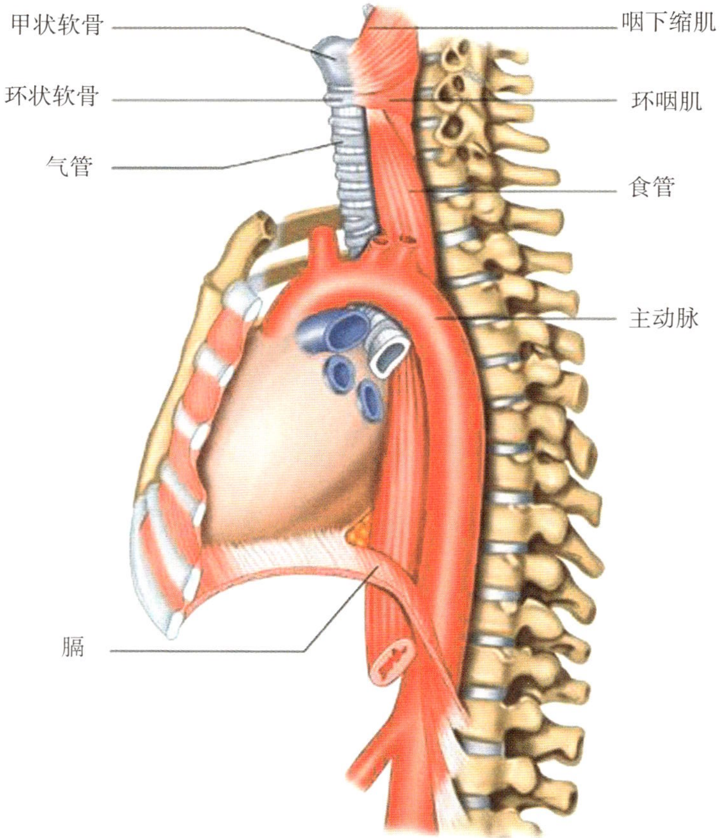

图 1-2　食管解剖结构侧面观

（资料来源：*Adenocarcinoma of the Esophagogastric Junction*）

2. 食管的分段

食管起源于颈部，主要走行于胸部，后终于腹部，临床上可将食管大致分为三段：颈段、胸段、腹段。胸段食管进一步细分为：胸上段食管（内镜下通常距中切牙20～25 cm）、胸中段食管（内镜下通常距中切牙25～30 cm）、胸下段食管（内镜下通常距中切牙30～40 cm）。食管的分段如图1-3所示，图中数字表示该处距中切牙的距离。

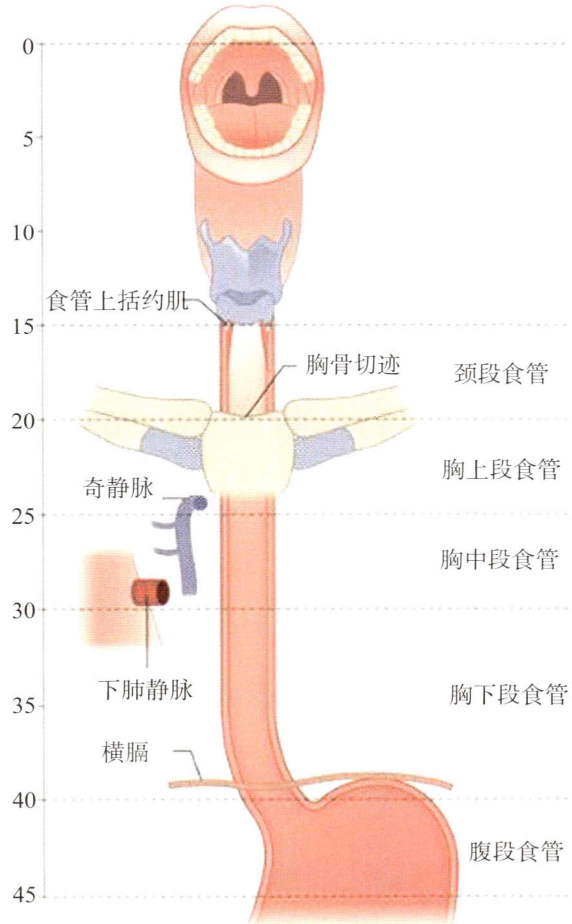

图1-3　食管的分段
（资料来源：《克氏外科学》第20版）

3. 食管的3个生理性狭窄

食管并非笔直的通道，而是随着脊柱的生理性弯曲产生一定变化，表现为三处生理性狭窄，如图1-4所示。第一处狭窄位于食管入口，即咽部与食管连接处，相当于第6颈椎下缘平面，距中切牙约15 cm；第二处狭窄位于食管与左支气管交叉处，相当于第4胸椎与第5胸椎椎体间的水平，距中切牙约25 cm；第三处狭窄位于食管穿膈肌的食管裂孔处，相当于第10胸椎水平，距中切牙约40 cm。这些狭窄处容易出现异物潴留、嵌顿，也是肿瘤的好发部位。

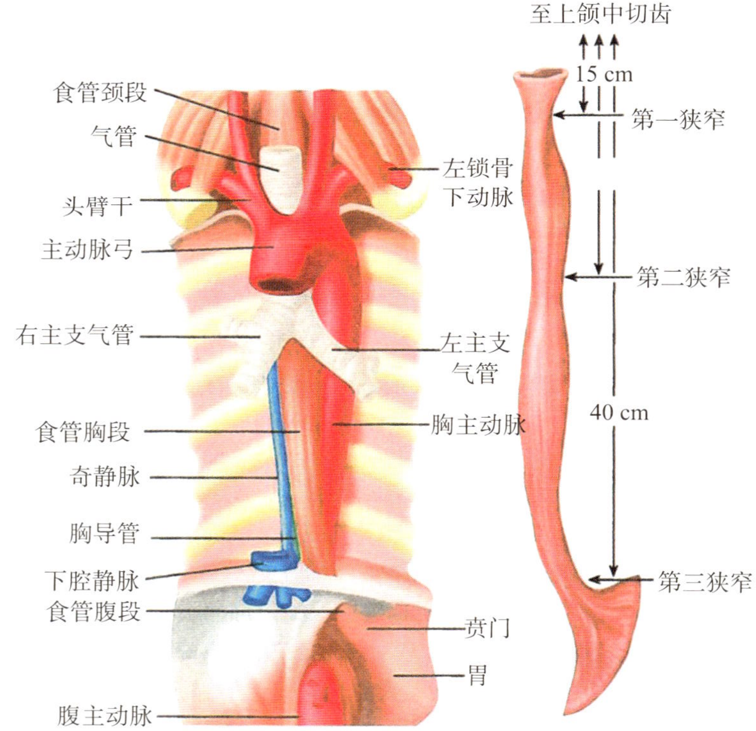

图1-4　食管的三处生理性狭窄
（资料来源：《系统解剖学》第9版）

4. 食管壁的4层结构

食管为中空的管腔结构，其壁从内到外共有4层结构，分别为黏膜层、黏膜下层、固有肌层、外膜，如图1-5所示。与胃肠道不同，食管没有最外面的浆膜层，只有一层薄薄的外膜，因此容易出现管腔损伤及肿瘤转移。

黏膜层分为上皮层、固有层和黏膜肌层。上皮层较厚，为未角化的复层扁平上皮，具有抗摩擦和保护食管的作用。固有层是致密的结缔组织，内含食管腺管，而黏膜肌层由纵向肌肉组成。

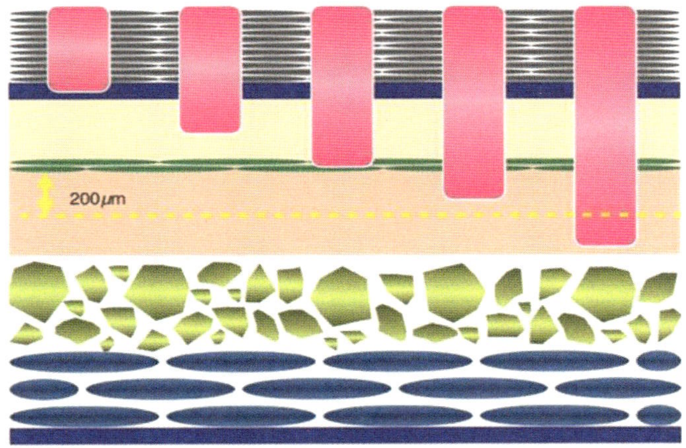

图1-5 食管壁的4层结构
（资料来源：《食道癌ESD术前诊断》）

黏膜下层由厚而疏松的结缔组织构成，其内的食管腺体可分泌黏液，并通过导管结构分泌到食管腔内，从而起到润滑作用。此外，黏膜下层富含淋巴管网，这使得肿瘤细胞容易沿食管壁纵向扩散。

固有肌层在食管的上1/3段为骨骼肌，下1/3段为平滑肌，中段由骨骼肌和平滑肌共同组成。肌纤维通常排列成内环和外纵两层。食管的两端环行肌较为发达，形成类似括约肌的结构，即食管上括约肌和食管下括约肌。这两个结构类似于“单向弹簧门”，一方面保证食物从口咽部自上而下运输到胃内，另一方面可以防止食物反流。

外膜较薄，由疏松结缔组织构成，富含血管、淋巴管及神经。

5. 食管富含淋巴组织，癌细胞容易通过淋巴结扩散

淋巴系统是人体重要的防御功能系统，遍布全身。前面已经提到食管黏膜下层和外膜均有致密的淋巴管网，淋巴管在食管壁内纵行一段距离后，穿过固有肌层到达外膜淋巴结。食管上1/3淋巴回流入颈深淋巴结，食管中1/3淋巴回流入纵隔淋巴结，食管下1/3淋巴回流入腹腔淋巴结和胃淋巴结。

丰富的淋巴管网结构，使得肿瘤细胞容易沿食管壁纵向扩散。需要注意的是，食管各段的区域淋巴结是指从颈部到腹部的食管周围淋巴结，这也是外科手术需要清扫的淋巴结范围。

二、食管的生理功能是什么

1. 食管的运输和抗反流作用

食管作为消化系统的重要器官，其本身没有任何消化和吸收作用，主要功能是帮助食物从口咽部进入胃内，起运输作用。此外，食管和胃贲门连接处以上，有一段长4～6 cm的高压区，其内压力一般比胃内压力高0.67～1.33 kPa（5～10 mmHg）。在正常情况下，这一高压区可阻止胃内容物逆流入食管，起到抗反流作用，从而在食管和胃之间形成一个单向通道。食管与胃交界处如图1-6所示。

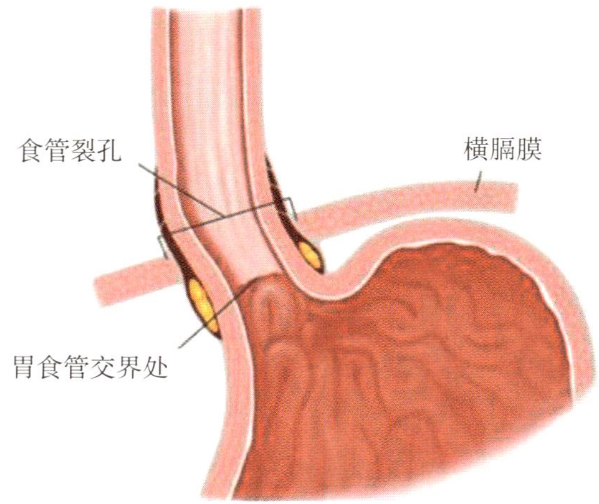

图1-6　食管与胃交界处示意图
（资料来源：Vet Claim Solutions，https://vetclaimsolutions.com/hiatal-hernia-va-disability-ratings/）

2. 食物如何经过食管进入胃内？

食物经吞咽依次进入口腔、咽部、食管，并通过食管的蠕动进入胃内。食管蠕动是由食管肌肉的交替性舒张和收缩引起的，食团进入食管后，食团上端的食管收缩，食团下端的食管舒张，从而产生压力差挤压食团，使其一段一段地向前推移并最终进入胃内。

正常状态下，经常有少量空气与食物同时咽下，积留于胃底部，饭后部分空气常被嗝出，这是正常现象。由于食管经常蠕动，所以空气很少在食管内停留。吞咽开始至食物到达胃贲门所需时间，与食物性状及体位有关。液体食物需3～4 s，糊状食物约需5 s，而固体食物则较慢，需6～8 s，一般不超过15 s。当食管出现炎症、狭窄、肿瘤时，食管的蠕动会变得不规律，食物可停留在食管中间，患者可出现吞咽困难和疼痛。

三、食管癌从哪里来

1. 什么是食管癌

食管癌又称食道癌，是指来源于食管上皮的恶性肿瘤。正常的食管上皮细胞转变为生长失控的癌细胞，似脱缰了的野马，不再受机体控制，具有了无限增殖、浸润、转移的特点。

2. 食管癌具有高发病率和高死亡率

食管癌的全球发病率位居所有癌症中的第8位，死亡率则居于第6位，据2020年的全球癌症统计数据，食管癌的新发患者数达60.4万，死亡人数达54.4万[1-2]。亚洲、非洲国家的发病率明显高于欧美国家，而中国是食管癌的高发区[3]。据统计中国食管癌的发病率可以达到32/10万，其中男女之比约为2∶1，北方高于南方，农村地区高于城市。因此，对于食管癌我们一定要足够重视。

3. 食管癌的发生机理

食管癌的发生受遗传和环境因素共同影响，正常的食管黏膜上皮细胞受到体内外多种因素刺激后逐渐癌变。食管癌的发生是多因素、多步骤、多阶段发展过程。食管癌的形成、发展时间因人而异，不会很短时间内就形成。一般来说，从食管上皮重度增生发展成癌需数年，再由早期癌发展到中晚期癌需1年左右。

食管癌的发生机理尚未完全明确，也就是说目前没有任何药物、任何手段能够完全预防食管癌的发生。但是，我们可以通过纠正不良的生活方式来降低罹患食管癌的风险，比如避免吸烟和酗酒，少吃腌制油炸食品，以及减少饮热茶、热咖啡等。另外，高危人群通过定期完善胃镜检查，可以在早期发现癌变及癌前病变并进行相应治疗，从而阻止病变往更糟糕的方向发展。这些对于食管癌的防治来说都是十分重要的。

四、哪些生活方式会增加患食管癌的风险

1. 吸烟与饮酒

抽雪茄和烟斗烟与患食管癌的风险增加相关，但其危险度低于香烟。饮酒同样可增加患食管癌的风险，酒精饮料的类型和摄入量会影响致病风险。烈性酒的致病风险高于葡萄酒或啤酒；酒精的累积量（而非酒精类型）也很重要，此外个体的酒精敏感性也有影响。研究发现，在亚洲人中每周酒精摄入量大于200 g 的个体，患食管癌的风险是不饮酒者的5.80倍[4]。

吸烟和饮酒可协同增加患食管癌的风险，也就是说既吸烟又饮酒的人患食管癌的风险比二者单独的风险相加更高[5-6]。因此，我们应该保持良好的生活习惯，尽量避免吸烟和酗酒。

2. 膳食因素

（1）腌制食品：其中含有的N-亚硝基化合物可通过诱导DNA烷基化，形成加合物，发挥诱变作用，从而产生致癌性。因此，应尽量少食用腌制食物。腌制食品主要包括腌菜、腌肉、腌禽蛋三类。常见的腌制蔬菜有泡菜、咸菜、酱菜等。腌肉包括鱼、肉类腌制品，常见的有咸猪肉、咸牛肉、咸鱼、风干肉、腊肉、板鸭等。常见的腌禽蛋有咸鸡蛋、咸鸭蛋、咸鹅蛋和皮蛋等。

食管癌的发病有明显的地域差异，高发区主要集中在太行山脉附近区域（河南，河北，山西，山东泰安、济宁、菏泽），安徽，江苏苏北，四川南充、盐亭，广东汕头，福建闽南等地区。这些地区“上榜”均与当地喜食腌制食品的习惯有关。

（2）油炸食物：油炸食物吃得越多，罹患食管癌、癌前病变的风险也就越高。郑州大学的一项大样本研究，共纳入了8万余例参加内镜筛查的对象，通过分析发现，与不食用油炸食物的人群相比较，每周摄入油炸食品但次数少于2次的人群，食管癌风险会增加60%；每周摄入油炸食品多于2次的人群，罹患食管癌的风险会增加160%。

（3）霉变食物：黄曲霉毒素是一级致癌物，主要存在于霉变的食物中，尤其是在霉变的坚果中含量较高。此外发霉的玉米和茶叶，腐烂的水果，存放时间较长的剩菜剩饭、劣质香油、自榨油中也可能含有黄曲霉毒素，应避免食用。另外，在泡发干木耳的时候，浸泡时间不宜过久，否则容易被环境中的霉菌污染，从而产生黄曲霉毒素。

（4）槟榔：槟榔是一级致癌物质，咀嚼槟榔果或槟榔嚼块（由蒌叶包裹的槟榔）不仅会增加患口腔癌的风险，还会增加患食管癌的风险。在土耳其、新加坡、阿联酋、加拿大和澳大利亚等国家，槟榔已被认定为毒品，众多欧美国家禁售槟榔。而我国尤其是湖南、云南、广西、广东等南方地区，仍有部分居民保持着咀嚼槟榔的习惯。

（5）食物过硬、过热：进食坚硬、过烫的食物，饮用过热的饮品均容易损伤食管黏膜上皮细胞，引起慢性刺激和食管炎症，长此以往会增加食管癌的患病风险。因此，我们应注意尽量避免进食过烫的食物，避免饮用过热的茶和咖啡。一般来说食物和饮料的温度不宜超过60℃[6-7]。

英国剑桥大学的研究人员通过分析英国和芬兰58万多人的数据后发现，那些喜欢喝热咖啡的受调查者和那些不常喝热咖啡的受调查者相比，前者患食管癌的风险增加了5.5倍[8]。需要注意的是，茶和咖啡本身并不会直接导致食管癌，致癌的主要因素在于饮料的温度。

另外，川渝地区的人们喜食火锅，火锅浓汤的温度可高达120℃，如果很快吃下去，容易烫伤口腔、舌、食道以及胃黏膜。

（6）过度食肉，少食蔬菜：多项研究表明，少食红肉，多食蔬菜，可能会降低食管癌的患病风险[9]，因此我们应注意膳食均衡，避免过度食肉，合理进食蔬菜。

（7）微量元素和矿物质的缺乏：体内硒水平低会增加患食管癌的风险，而补硒可降低这一风险。缺锌同样会增加患食管癌的风险，其作用机制可能包括增强亚硝胺的致癌作用，以及环氧合酶-2的过表达。膳食中叶酸摄入量低也会增加患食管癌的风险。

3. 口腔卫生不良

研究表明，口腔卫生不良可能与食管癌的发生有关。我们应重视个人口腔卫生，最好养成每天三餐之后刷牙的习惯，因为餐后刷牙有助于清除口腔内的食物残渣，从而防止细菌的滋生。

4. 基础食管疾病

某些食管疾病，如巴雷特食管、贲门失弛缓症、腐蚀性食管狭窄、反流性食管炎、食管溃疡、食管白斑等慢性食管疾病，被认为会增加食管癌的风险。因此，上述基础食管疾病的患者，应该遵医嘱，密切随访，及时处理。

5. 双膦酸盐类药物

双膦酸盐类药物主要用于治疗骨质疏松症、变形性骨炎、恶性肿瘤骨转移引起的高钙血症和骨痛症等。研究显示，口服双膦酸盐类药物可能与食管癌的发生有关。美国食品药品监督管理局（Food and Drug Administration，FDA）建议，口服双膦酸盐类药物不能用于巴雷特食管患者。因此，我们不应自行滥用此类药物，而应在医生的指导下正确使用。

6. 肥胖

肥胖与食管和胃贲门腺癌的患病风险增高及巴雷特食管相关。研究发现，体重指数（BMI）为25～30 kg/m^{2}者发生食管或胃贲门腺癌的风险为BMI小于25 kg/m^{2}者的1.71倍，BMI不低于30 kg/m^{2}者的风险是BMI小于25 kg/m^{2}者的2.34倍[10]。

肥胖是食管腺癌和巴雷特食管的间接危险因素，因为它可通过一种“机械”机制增加胃食管反流的风险（增加胃内压力、破坏食管括约肌的正常功能，并增加食管裂孔疝的风险）。另一种可能的机制是，脂肪细胞分泌的多种促炎因子介导了肥胖的促炎效应，进而致癌。

五、哪些因素能预防食管癌

研究发现，膳食谷物纤维摄入总量与食管腺癌的发病风险呈负相关，研究者推测这一保护作用的机制可能是小麦纤维能抑制可使唾液中亚硝酸盐转化为亚硝胺的诱变剂的形成。因此，食用富含膳食谷物纤维的食物，如全谷物面包、燕麦等，是潜在的保护因素。但在做出任何具体推荐之前，还需进一步验证这些数据。

另一些报道发现，纤维、β-胡萝卜素、叶酸、维生素C及维生素B_6含量高的膳食具有保护作用。美国一项病例对照研究发现，多摄入抗氧化物、水果和蔬菜可预防巴雷特食管。

六、食管癌是不是一定会遗传

食管癌有家族聚集性，具有食管癌家族史的个体患病风险增加。父母双方均患食管癌的个体，其食管癌发病风险更大幅度增加，也就是说食管癌的发生具有一定的遗传背景。目前，科学家们通过全基因组关联研究，已经确定了几十个食管癌的遗传易感位点，包括P53、RB1、CDKN2A、PIK3CA、NOTCH1、NFE2L2、ADAM29和FAM135B等。

但是，食管癌并非一定会在亲属间遗传。比如小明的爸爸患食管癌，小明并不一定也会患食管癌，我们只能说他患癌的风险会比一般的人群要高些。因此，当亲属中有食管癌患者时，我们既要有一定的警觉性，注意筛查，又不能过度担忧、恐惧。

参考文献

[1] NAPIER K J, SCHEERER M, MISRA S. Esophageal cancer: a review of epidemiology, pathogenesis, staging workup and treatment modalities[J]. World Journal of Gastrointestinal Oncology, 2014, 6(5): 112-120.

[2] SIEGEL R L, MILLER K D, FUCHS H E, et al. Cancer statistics, 2022[J]. CA: a cancer journal for clinicians, 2022, 72(1): 7-33.

[3] ABNET C C, ARNOLD M, WEI W Q. Epidemiology of esophageal squamous cell carcinoma[J]. Gastroenterology, 2018, 154(2): 360-373.

[4] PANDEYA N, WILLIAMS G, GREEN A C, et al. Alcohol consumption and the risks of adenocarcinoma and squamous cell carcinoma of the esophagus[J]. Gastroenterology, 2009, 136(4): 1215-1224.

[5] RANDI G, SCOTTI L, BOSETTI C, et al. Pipe smoking and cancers of the upper digestive tract[J]. International journal of cancer, 2007, 121(9): 2049-2051.

[6] PRABHU A, OBI K O, RUBENSTEIN J H. The synergistic effects of alcohol and tobacco consumption on the risk of esophageal squamous cell carcinoma: a meta-analysis[J]. Official journal of the American College of Gastroenterology, 2014, 109(6): 822-827.

[7] WU M, LIU A M, KAMPMAN E, et al. Green tea drinking, high tea temperature and esophageal cancer in high-and low-risk areas of Jiangsu Province, China: A population-based case-control study[J]. International journal of cancer, 2009, 124(8): 1907-1913.

[8] ISLAMI F, POUSTCHI H, POURSHAMS A, et al. A prospective study of tea drinking temperature and risk of esophageal squamous cell carcinoma[J]. International journal of cancer, 2020, 146(1): 18-25.

[9] KESZEI A P, SCHOUTEN L J, GOLDBOHM R A, et al. Red and processed meat consumption and the risk of esophageal and gastric cancer subtypes in The Netherlands Cohort Study[J]. Annals of oncology, 2012, 23(9): 2319-2326.

[10] THRIFT A P, SHAHEEN N J, GAMMON M D, et al. Obesity and risk of esophageal adenocarcinoma and Barrett's esophagus: a Mendelian randomization study[J]. Journal of the National Cancer Institute, 2014, 106(11): dju252.

第二章

哪些人该筛查食管癌？怎样筛查？

所有人都需要进行食管癌筛查吗？当然不是。国内外专家学者都建议在高风险人群中进行食管癌筛查，除高危人群以外，对于一些具有食管癌相关临床表现的患者也建议进行筛查。

一、食管癌的临床表现有哪些

1. 早期食管癌的症状有哪些

早期食管癌因病变处于疾病的早期阶段，常常无明显症状，或症状很不典型。早期食管癌的症状包括：

（1）在吞咽粗硬食物时可能有不同程度的胸骨后不适感；

（2）咽喉部干燥与紧缩感；

（3）咽下食物时有哽噎感，但饮水后可缓解；

（4）胸骨后灼烧样、针刺样、牵拉样疼痛；

（5）食管内异物感；

（6）食物在食管内通过缓慢，有滞留感；

（7）胸骨后闷胀不适；

（8）剑突下疼痛。

以上这些症状缺乏特异性，轻微、短暂，间断或反复出现，甚至间隔几月发生一次，进展缓慢，容易与其他消化道疾病、慢性咽炎等混淆，不易引起重视。

2. 中晚期食管癌的症状有哪些

中晚期食管癌的症状包括下面几种。

（1）吞咽困难：进行性吞咽困难是中晚期食管癌最典型的症状。开始为固体食物不能顺利咽下，或用汤水冲后咽下，继之吞咽半流质饮食也同样受阻，最后咽下流质饮食也有困难。

（2）疼痛：胸痛或背部疼痛是中晚期食管癌常见的症状之一。疼痛为钝痛、隐痛或烧灼痛、刺痛，可伴沉重感，胸背痛往往是癌瘤外侵引起食管周围炎、纵隔炎，甚至累及邻近器官、神经及椎旁组织所致。

（3）吐黏液：食管病变引起食管不全或完全梗阻，使分泌物引流不畅，积于食管狭窄处上部，刺激食管逆蠕动后吐出。

（4）颈部、锁骨上肿块：是晚期食管癌的常见体征，肿块为无痛性，进行性增大，质硬，多发于左侧，也可是双侧。

（5）声音嘶哑：当肿瘤直接侵犯或转移灶压迫喉返神经时引起声带麻痹，导致声音嘶哑，一部分患者可因治疗有效声嘶好转。

（6）出血：肿瘤组织坏死、溃破或侵及大血管引起呕血或黑便，肿瘤侵及主动脉时可引起大出血致患者死亡。

（7）干咳：肿瘤如压迫气管可引起气急、干咳，如果形成食管瘘则引起进食呛咳。

（8）体重下降：肿瘤患者由于进食困难，导致营养摄入不足风险升高，累积数月后可能导致消瘦、乏力、倦怠、体力减弱等。此外，肿瘤的消耗也会导致体重下降、消瘦及恶病质。

二、哪些人是食管癌的高危人群

对于食管癌的高危人群的定义，各个国家的标准不完全相同。《中国食管癌筛查与早诊早治指南（2022，北京）》[1]中对食管癌高风险人群给出了以下定义。

食管癌高风险人群为年龄≥40岁，且符合以下任意一项：

（1）长期居住于食管癌高发地区；

（2）一级亲属中有食管癌疾病史；

（3）患有食管癌前疾病或癌前病变；

（4）有吸烟、饮酒、热烫饮食等生活和饮食习惯。

推荐高风险人群食管癌筛查起始年龄为40岁，至75岁或预期寿命小于5年时终止筛查；推荐食管癌高风险人群每5年进行1次内镜检查。

三、食管癌的筛查方法是什么

1. 胃镜检查

建议对食管癌的高危人群，以及具有相关不典型症状的患者，首选进行胃镜检查。内镜种类的选择建议如下[2]：

（1）推荐染色内镜或窄带成像（NBI）内镜作为食管癌筛查的首选，没有条件的医院可选择普通白光内镜，有条件者可联合使用放大内镜；

（2）推荐有条件的医院尝试使用人工智能显微内镜；

（3）推荐不能耐受常规通道内镜者尝试经鼻内镜。

2. 上消化道造影

上消化道造影，即食管X线钡餐检查，可以显示钡剂在肿瘤点的停滞状况。病变段钡流细窄，食管壁僵硬、蠕动减弱，黏膜纹变得粗糙而紊乱、边缘毛糙，食管腔狭窄而不规则。如果食管癌处于中晚期，梗阻上段的食管可轻度扩张，还可以有溃疡壁龛影或者是充盈缺损等改变。

但是，常规的食管X线钡餐检查常不易发现浅表的和比较小的肿瘤，而且X线钡餐检查在鉴别食管癌与食管溃疡时不能行病理检查明确诊断，所以食管癌的鉴别还应该依靠胃镜检查来确诊。

3. 计算机体层摄影

胸部计算机体层摄影（CT）能够检查出部分进展期食管癌，表现为局部食管壁增厚或者龛影。但是，对于早期食管癌，胸部CT灵敏度差，不一定能够检查出来。而且CT属于影像学检查，不能作为临床确诊的依据。

4. 正电子发射计算机断层显像

正电子发射断层显像（PET），是一种先进的核医学影像技术，能在细胞分子水平上进行人体功能代谢显像。将PET和CT技术有机地整合到同一台设备上，并把不同性质的图像进行同机融合显示，即形成了PET/CT。

PET-CT在癌细胞检查方面具有“火眼金睛”，一次显像获得全身图像，不仅能“锁定”肿瘤，还能“扫”清全身各个地方。

但是，对于食管癌，PET/CT的灵敏度和特异度均较低，因此临床上并不推荐使用PET/CT进行食管癌早期筛查[3-4]。

5. 食管癌的肿瘤标志物筛查

临床上经常会抽血检查肿瘤标志物，比如肝癌的标志物甲胎蛋白（AFP）和异常凝血酶原、胰腺癌的标志物糖类抗原199（CA199）、肠癌的标志物癌胚抗原（CEA）等。但目前针对食管癌，仍缺乏特异性血液肿瘤标志物。

虽然说已有多种生物标志物被提出可用于辅助诊断食管癌，诸如循环肿瘤细胞、循环肿瘤DNA/RNA、表观遗传学标记物（DNA甲基化、非编码RNA、组蛋白修饰等）、外泌体等，但是它们尚处于实验室或临床前研究阶段，不推荐常规用于临床诊疗[5-6]。这些标志物并不能确认食管癌前病变的诊断或者预测高危人群食管癌的进展风险。目前并不推荐单个生物标志物或一组生物标志物组合用于食管癌的筛查或诊断[7]。

总的来说，筛查食管癌时，建议首选胃镜检查，而食管X线钡餐、胸部CT、PET-CT、生物标志物等检查，仅作为辅助筛查手段。

参考文献

[1] 赫捷，陈万青，李兆申，等. 中国食管癌筛查与早诊早治指南（2022，北京）. 中华消化外科杂志，2022，21（06）：677-700.

[2] 李兆申，令狐恩强，王洛伟，等. 中国早期食管癌及癌前病变筛查专家共识意见（2019年，新乡）[J]. 中华消化内镜杂志，2019，36（11）：793-793.

[3] LAO-SIRIEIX P, FITZGERALD R C. Screening for oesophageal cancer[J]. Nature reviews Clinical oncology, 2012, 9(5): 278-287.

[4] ARNAL M J D, ARENAS Á F, Arbeloa Á L. Esophageal cancer: Risk factors, screening and endoscopic treatment in Western and Eastern countries[J]. World journal of gastroenterology: WJG, 2015, 21(26): 7933.

[5] WANG M, SMITH J S, WEI W Q. Tissue protein biomarker candidates to predict progression of esophageal squamous cell carcinoma and precancerous lesions[J]. Annals of the New York Academy of Sciences, 2018, 1434(1): 59-69.

[6] WANG W, HE X, ZHENG Z, et al. Serum HOTAIR as a novel diagnostic biomarker for esophageal squamous cell carcinoma[J]. Molecular Cancer, 2017, 16: 1-5.

[7] 杨欢，孙宛怡，王建炳，等. 中国食管癌病因学，筛查及早期诊断研究进展[J]. 肿瘤防治研究，2022，49（3）：169-175.

第三章

食管癌有哪些类别？该怎么分期？

一、什么是癌前病变

癌前病变是指前还不是癌，但可以发展为癌的一种特殊病理状态下的病变。食管鳞状细胞癌的癌前病变主要指食管鳞状上皮细胞的异型增生，也就是上皮内瘤变。当这些细胞在形态、大小、结构上出现异常，介于正常细胞和癌细胞之间时，就称为癌前病变。

根据细胞异型增生的程度和上皮累及的深度，可以分为低级别上皮内瘤变（LGIN）和高级别上皮内瘤变（HGIN），其中LGIN指异型细胞局限在上皮下1/2以内，HGIN指异型细胞累及上皮下1/2及以上[1]。

癌前病变虽然不等同于癌，但同样需要进行密切的随访及治疗。对于癌前病变，我们既不能掉以轻心，也不能过度担忧，应该以科学的态度来面对。

二、食管癌怎样分类

1. 根据病变部位分类

前面我们提到食管可以分为5段，因此根据病变部位的不同，食管癌可以分为颈段食管癌、胸上段食管癌、胸中段食管癌、胸下段食管癌、腹段食管癌。

2. 根据病变形态分类

（1）浅表型食管癌内镜下分型。

浅表性食管癌的内镜下分型标准中，应用最广泛的是巴黎分型，具体如下。

隆起型病变（0-Ⅰ）：形似山丘般突出于黏膜表面，且隆起高度达1.0 mm。又可根据病变是否带蒂，分为有蒂型（0- Ⅰp）和无蒂型（0- Ⅰs）。

平坦型病变（0-Ⅱ）：形似平原，无大的起伏，但仍可有轻微的凹陷和隆起。又可进一步分为轻微隆起（0-Ⅱa）、平坦（0-Ⅱb）和轻微凹陷（0-Ⅱc）。

凹陷型病变（0-Ⅲ）：形似凹地，凹陷深度达0.5 cm以上。

早期食管癌的内镜下分型（巴黎分型，2005年）如图3-1所示。

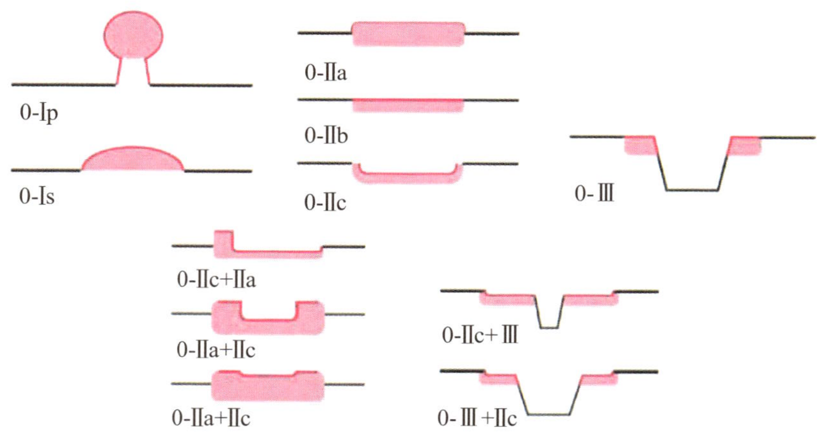

图3-1　早期食管癌的内镜下分型（巴黎分型，2005年）

（2）进展期食管癌大体分型。

髓质型：病变以食管壁增厚为特点，边缘呈坡状隆起。切面肿瘤组织为灰白色，质地较软似脑髓组织，表面可形成浅表溃疡，故称为髓质型。

蕈伞型：肿瘤边缘隆起，呈唇状/蘑菇样外翻，表面可伴有浅溃疡。

溃疡型：病变中央有明显溃疡，通常伴有边缘隆起。

缩窄型：以管腔明显狭窄为特点，患者的吞咽困难症状明显。

腔内型：病变呈现蘑菇样或息肉样，伴有/无蒂。

3. 根据肿瘤细胞浸润食管壁深度分类

（1）M1 型：指病变仅局限于上皮内，未突破基底膜。

（2）M2 型：指病变突破基底膜，侵及黏膜固有层。

（3）M3 型：指病变侵及黏膜肌层。

（4）SM1 型：指病变侵犯黏膜下层上 1/3。

（5）SM2 型：指病变侵犯黏膜下层中 1/3。

（6）SM3 型：指病变侵犯黏膜下层下 1/3。

对于内镜下切除的食管鳞癌标本，以 200 μm 作为区分病变侵犯黏膜下浅层与深层的临界值。病变浸润至黏膜下层但距黏膜肌层 200 μm 以内者称 SM1 期癌。

4. 病理组织学分类

（1）鳞状细胞癌：最多见，约占 90%。

（2）腺癌：较少见，又分为单纯腺癌、腺鳞癌、黏液表皮样癌和腺样囊性癌。

（3）未分化癌：较少见，但恶性程度高。

（4）神经内分泌癌和伴神经内分泌特征的腺癌。

三、食管癌如何扩散和转移

1. 食管壁内扩散

食管癌细胞可侵蚀其周围的正常食管黏膜上皮，导致其癌变，这是肿瘤的扩散方式之一。肿瘤细胞还常沿食管固有膜或黏膜下层的淋巴管浸润。

2. 直接浸润邻近器官

食管上段癌可直接侵入喉部/气管及颈部软组织，甚至侵入甲状腺；中段癌可侵入支气管，形成支气管–食管瘘，也可侵入胸导管、奇静脉、肺门及肺组织，部分可侵入主动脉，形成食管–主动脉瘘，引起大出血致死；食管下段癌可累及心包等。

3. 淋巴转移

食管具有丰富的淋巴脉管系统，食管中段癌常转移至食管旁或肺门淋巴结，食管下段癌常转移至食管旁、贲门旁、胃左动脉及腹腔等淋巴结，偶可至上纵隔及颈部淋巴结。淋巴转移的可能性从高到低依次为纵隔、腹部、气管、气管旁肺门及支气管旁。

4. 血行转移

血行转移多见于晚期食管癌患者。最常见转移至肝（约占所有转移器官的1/4）与肺（约占所有转移器官的1/5），其他脏器依次为骨、肾、肾上腺、胸膜、网膜、胰腺、心、肺、甲状腺和脑等。

四、食管癌怎样分期

癌症分期是判定肿瘤细胞是否已扩散出原发组织层，以及其扩散程度的依据。恰当的治疗在很大程度上取决于癌症分期及其他医学问题。根据临床情况的不同，食管癌可有不同的分期系统，包括术前临床分期（cTNM）、术后病理分期（pTNM）[2]。有些患者术前、术后会呈现出不同的分期。

1. 哪些因素会影响食管癌分期?

食管癌的分期主要由四个因素决定：食管原发肿瘤的浸润深度（T）、区域淋巴结的转移情况（N）、远处器官转移情况（M）、病理分化程度（G）。

（1）食管原发肿瘤的浸润度（T）。

Tx：代表原发肿瘤不可评价。

T0：没有原发肿瘤的证据。

Tis：高级别上皮内瘤变/异型增生。

T1a：肿瘤侵犯黏膜固有层或黏膜肌层。

T1b：肿瘤侵犯黏膜下层。

T2：肿瘤侵犯固有肌层。

T3：肿瘤侵犯食管纤维膜。

T4a：肿瘤侵犯邻近脏器（可切除），如胸膜、心包、奇静脉、膈肌或腹膜。

T4b：肿瘤侵犯邻近重要脏器（不可切除），例如主动脉、椎体或气管。

（2）区域淋巴结的转移情况（N）。

Nx：区域淋巴结不可评价。

N0：无区域淋巴结转移。

N1：1～2 个区域淋巴结转移。

N2：3～6 个区域淋巴结转移。

N3：至少 7 个区域淋巴结转移。

（3）远处器官转移情况（M）。

M0：无远处转移。

M1：有远处转移。

（4）病理分化程度（G）。

Gx：分化程度不可评估。

G1：高分化。

G2：中分化。

G3：低分化。

食管癌的不同原发肿瘤和区域淋巴结状态如图3-2所示。

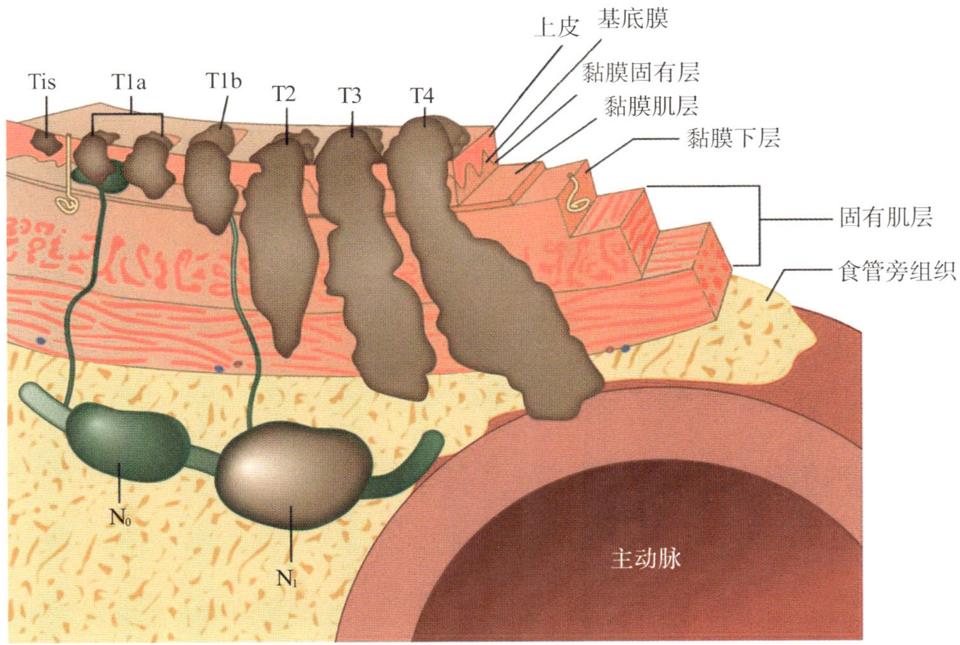

图3-2 食管癌的不同原发肿瘤和区域淋巴结状态
（资料来源：《克氏外科学》）

2. 食管癌的具体分期

根据TNM分期[3]，可进一步将食管癌分为0期、Ⅰ期、Ⅱ期、Ⅲ期、Ⅳ期。早期食管癌包括0期和Ⅰ期，肿瘤细胞的侵犯局限在黏膜层和黏膜下层，无论有无淋巴结转移。中晚期食管癌包括Ⅱ期、Ⅲ期和Ⅳ期，肿瘤细胞侵犯超过黏膜下层，多伴有淋巴结浸润，部分甚至出现远处器官转移。

很多人都“谈癌色变”，如果被告知得了癌症，可能会认为自己得了不治之症。其实，肿瘤也有良恶、早晚之分，不同类型、不同分期的肿瘤预后大不一样。早期食管癌就是指食管癌症刚刚发生，还没有机会转移及向下生长。如果在这个时候把它消灭了，那么癌症也就根治了。所以如果得的是早期食管癌，便是不幸中的万幸。

随着医生的警惕性越来越高，以及医疗技术的进步，越来越多的癌症被早期发现，使更多的患者得到了早期治疗的机会。早期食管癌与中晚期食管癌的生存期具有明显差别。超过90%的食管癌患者在确诊时已进展至晚期，其5年总生存率仅为25%～40%。早期食管癌及癌前病变经过切除后，患者5年生存率可达95%以上，即早期食管癌是可以治愈的[4]。因此，推行食管癌的早诊早治具有重要意义。

五、如何诊断早期食管癌及癌前病变

1. 胃镜检查+病理活检是诊断的“金标准”

食管癌的高危人群和有相关症状的患者，都应该进行胃镜检查，如果内镜活检组织被病理科医生判定为癌或癌前病变，那么就说明确诊了。

2. “病理报告上没写癌啊，为什么说我癌了？”

需要注意的是，内镜下活检只是取了很少的一部分组织，它并不能代表病变的全貌。早期的癌变组织可能就只有一小块，或者藏在黏膜层深层，一次活检，甚至多次活检可能都取不到。因此，即使活检报告写的是正常上皮，低级别上皮内瘤变（LGIN）或高级别上皮内瘤变（HGIN），仍有可能已患癌了，只是病变中的癌细胞还没被抓到。

3. 医生是如何判定食管癌是早期还是晚期

一个患者到底是患癌前病变、早期食管癌，还是中晚期食管癌，医生是如何判断的？这就需要借助一些辅助的手段，包括一些特殊的内镜检查方法，以及影像学检查手段。

（1）特殊的内镜检查。

①放大内镜：顾名思义就是能够放大的内镜，其本质就是一个装在内镜上的显微镜，能将观察对象放大几十上百倍，看清楚食管黏膜表面的微结构。肿瘤细胞浸润部分的表面腺管结构和微血管的形态会发生变化，这种变化在普通内镜下很难看到，而用放大内镜就能观察到。因此，可以用放大内镜来协助判断病变是否是早期食管癌。放大内镜对黏膜的清洁度要求非常高，因此做胃镜前患者需要提前半个小时喝祛黏剂，如链霉蛋白酶颗粒。

②染色内镜：又称“色素内镜”，它运用色素对消化系统黏膜进行染色，然后进行内镜下观察。常用染剂包括碘液、甲苯胺蓝等，可单一染色，也可联合使用。通过与正常黏膜对比，喷洒色素显示上皮不典型增生或多原发早期食管癌区域，提高 T 分期的准确性。

③超声内镜：其本质是在普通内镜上再装个超声探头，这样有助于显示食管癌原发病灶侵及层次，初步评估病变有没有侵犯黏膜下层，对于 T 分期诊断比较重要。

（2）影像学检查。

①超声检查：前面我们提到过，食管淋巴组织丰富，容易发生淋巴结转移，我们可以通过浅表淋巴结彩超，评估食管癌患者双侧颈区、锁骨上区淋巴结有无可疑淋巴结转移。另外，可进行超声引导下穿刺活检获得病理学诊断

证据。也可以通过肝脏超声检查，评估有无肝脏转移。

② CT：医生经常会给我们开具CT检查，那么它到底有什么用呢？CT检查可以帮助评估食管病变的情况，也可以评估病变周围淋巴结及胸腔淋巴结的情况。此外，CT还可以协助判断有无远处转移，比如脑转移、肺转移、肝转移等。

③核磁共振（MRI）：当CT无法判别食管癌原发灶与周围气管及支气管、主动脉间的临界关系时，MRI可提供有价值的补充信息。此外，MRI还对诊断肝脏、颅脑、骨骼等远处转移灶具有临床价值，是否推荐取决于主诊医生判断。需要注意的是，体内有金属植入物或幽闭恐惧综合征患者慎用或禁用。

④PET/CT：用于辅助诊断、治疗前/后分期、疗效评估，辅助重要临床决策。

参考文献

[1] SHAHEEN N J, FALK G W, Iyer P G, et al. Diagnosis and management of Barrett's esophagus: an updated ACG guideline[J]. The American journal of Gastroenterology, 2022, 117(4): 559-587.

[2] RICE T W, KELSEN D, BLACKSTONE E H, et al. Esophagus and esophagogastric junction[J]. AJCC cancer staging manual, 2017, 8: 185-234.

[3] SCHOLER A J, UPPAL A, GHOSH D, et al. Comparison of clinical and pathologic staging in esophageal cancer[J]. Journal of Clinical Oncology, 2019, 37(4_suppl): 31-31.

[4] 袁勇，陈龙奇. AJCC 第八版食管癌分期系统更新解读[J]. 中华外科杂志，2017，55（2）：109-113.

第四章

早期食管癌及癌前病变该怎样治疗？

早期食管癌及癌前病变的治疗方式，包括手术、放疗、化疗、免疫治疗。手术是切除癌灶，包括内镜手术和外科手术；放疗是用放射线杀死肿瘤细胞；化疗是用药物杀死肿瘤细胞或阻止其生长；免疫治疗是利用药物与机体免疫系统协同阻止肿瘤细胞生长[1]。

一、怎样内镜治疗

随着消化内镜治疗学的不断发展，近年来对早期食管癌及其癌前病变行内镜下的微创治疗已成为趋势。所谓微创就是肉眼看上去没有体表伤口，通过胃镜将病灶切除，创伤小，术后禁食时间短，术后恢复快，保留食管完整结构。

与传统外科手术相比，内镜下切除具有创伤小、并发症少、恢复快、费用低等优点，且二者疗效相当。早期食管癌行内镜下切除者5年生存率在95%以上。原则上，无淋巴结转移或淋巴结转移风险极低、残留和复发风险低的病变均适合进行内镜下切除。内镜治疗的方式包括内镜下黏膜切除术（EMR）、内镜黏膜下剥离术（ESD）、内镜下射频消融术（RFA）和其他方法[2]。

1. EMR

EMR顾名思义就是将病变的食管黏膜切除，可以是整块切除，也可以是分块切除，主要用于食管浅表型肿瘤的诊断与治疗。

各种EMR技术的基本原理相同，多是先通过黏膜下注射将食管黏膜下层与固有肌层分离，然后利用不同的方法切除局部隆起的食管黏膜病灶。简单来说，操作主要分为三步：首先进行黏膜下注射，然后在内镜下揪住或套住病变，最后进行切除。EMR操作如图4-1所示。

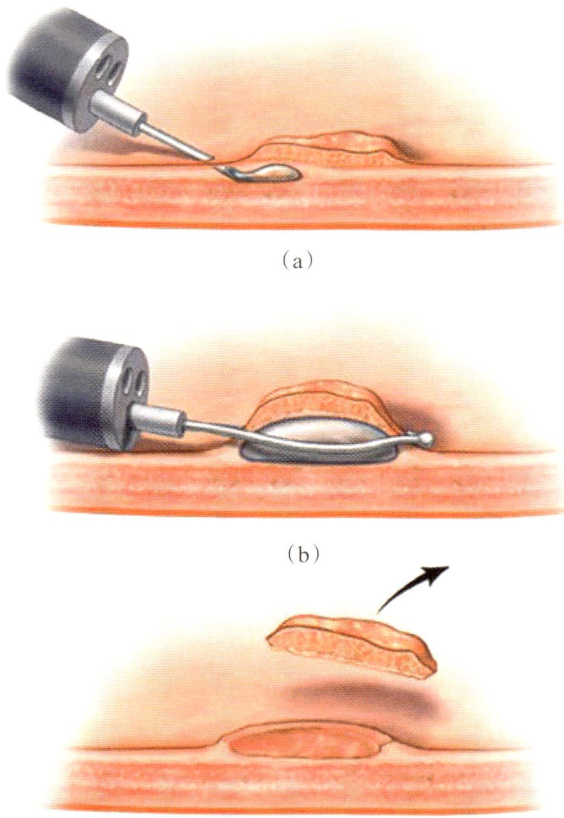

（a）

（b）

（c）

图4-1　EMR操作简易示意图

（资料来源：https://gastrohealth.com.sg/services/ndoscopic-mucosal-resection/）

2. ESD

（1）什么是ESD?

ESD是在EMR基础上发展而来的新技术，方法是在内镜黏膜下注射的基础上，利用几种特殊的高频电刀将病变所在黏膜剥离，就像墙壁内侧的一层墙皮，可以通过内镜将其剥离。此类治疗对食管结构影响较小，大多数剥离的“墙皮”，可以通过正常的上皮细胞进行完整的修复。ESD手术可以有效切除消化道黏膜层以及黏膜下层的病灶组织，针对病变较大的早期食管癌或癌前病变，均有很好的效果。

（2）ESD的具体操作过程是怎样的？

ESD的操作大致分为五步：

①病灶周围标记，确定剥离范围；

②黏膜下注射，使病灶充分抬举，便于剥离；

③部分或环周切开黏膜；

④黏膜下剥离，使黏膜与固有肌层完全分离开，一次性完整切除病灶；

⑤创面处理，包括创面血管处理与病灶边缘检查。

（3）ESD手术有何优势？

①与传统的手术方法相比，患者无须剖腹手术、住院天数少、手术费用比传统的手术低。

②ESD可完整地切除病变，用于病理评估。

③同一患者可接受多次的ESD治疗，疑似病灶也可以进行多部位的治疗。

④创伤小，患者容易耐受。

⑤治疗方案个性化，针对性强。ESD治疗可以根据早期病变的部位、大小、形状和组织类型，来制订合理的个体化ESD的治疗方案，既能保证肿瘤的彻底切除，又能最大限度地保留正常组织及其功能。

⑥与EMR相比，ESD可以把较大面积的形态不规则或是合并溃疡、瘢痕的肿瘤一次性、完整地剥离下来，明显减少了肿瘤的残留和复发。

ESD操作如图4-2所示。

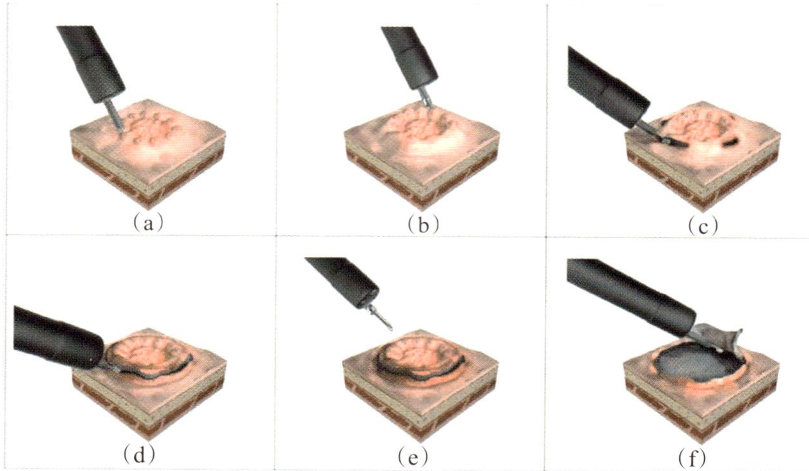

图4-2　ESD操作简易示意图

（a）标记病变范围；（b）注液；（c）、（d）切开周围黏膜；（e）补充注液；（f）剥离黏膜下层

（资料来源：*Initial experience in Brazil with endoscopic submucosal dissection for early gastric cancer using insulation-tipped knife：a safety and feasibility study. Gastric Cancer*，2008）

3. RFA

RFA的原理是通过高频交流电的作用，引起组织内的带电粒子运动产生热量，从而使组织细胞凝固坏死，简单来说就是“烧死”肿瘤细胞。因其有效治疗深度仅限于1 000 μm范围，因此术后食管穿孔或狭窄风险较低，可用于治疗不能耐受外科切除或拒绝手术的多原发或单病灶范围较大（累及全周管腔）的食管癌前病变或早期食管癌患者。

RFA需要特定的设备仪器，因此不是每家医院都能开展，而且价格比较昂贵。此外，术后无法获得组织标本进行病理学评估，也无法判别治疗根治性状态，因此患者术后仍需要严密随诊，长期预后尚待明确。

4. 其他内镜治疗方法

光动力疗法、氩离子凝固术、激光疗法、热探头治疗及冷冻疗法，这些都属于内镜下非黏膜切除治疗，既可以单独使用，也可与内镜切除术联合应用。

光动力疗法是利用特定激光激发选择性聚集于肿瘤组织的光敏剂，产生单态氧，通过物理、化学和免疫等复杂机制导致肿瘤坏死的疗法，可用于处理大面积早期多灶病变。氩离子凝固术是一种非接触性热凝固方法。

与射频消融术相同，这些非切除治疗方法都可致肿瘤毁损，但是无法获得组织标本进行病理学评估，也无法判别治疗根治性状态，因此患者术后仍需要严密随诊，长期预后尚待明确。

二、怎样外科手术

1. 外科手术和内镜手术有什么区别

早期食管癌患者，肿瘤局限于黏膜层和黏膜下层，此时既可以选择行内镜下切除治疗，又可以选择行外科手术。外科手术与内镜手术最大的区别在于，外科手术可以进行淋巴结清扫，而内镜手术可以最大程度保留食管正常生理结构。

前面我们已经提到了食管具有丰富的淋巴组织，容易发生淋巴结转移。外科手术时，不仅要把肿瘤的原发病灶切除，还需要切除区域内部的淋巴结，也就是有可能发生转移的淋巴结，把周围的淋巴结全部切除，包括正常的脂肪组织，所以称为淋巴结清扫。

2. 什么情况需要考虑外科手术

T1a 期食管癌（肿瘤侵犯黏膜固有层或黏膜肌层），首选内镜下黏膜切除或黏膜剥离术。但是若病变范围过大，累及 3/4 环周以上，经医生评估，内镜术后顽固性狭窄风险较高时，可以选择行外科手术治疗。另外，对于病变浸润深度达到黏膜下层（>200 μm）的 T1b 期食管癌患者，有淋巴结或血管侵犯，肿瘤低分化（≥G3），应该行外科手术[3]。

3. 外科手术可能会出现哪些并发症

食管切除术不仅要切除食管和清扫淋巴结，还要恢复消化道连续性，手术难度较高。并发症发生率和死亡率取决于许多因素，如患者共存疾病、手术方式、医院/外科医生手术量等。术后并发症的总体发生率差异很大，包括全身性并发症和手术特异性并发症。

（1）全身并发症。

肺部并发症是食管切除和重建术后最常见的并发症，发生率为16%～67%，约占食管切除术相关死亡原因的2/3。术后肺部并发症包括肺炎、支气管痉挛、急性呼吸窘迫综合征、慢性阻塞性肺疾病急性发作和肺栓塞。

心脏并发症包括一系列事件，如心房颤动和心肌梗死。据报道，多达20%的食管切除术患者发生心房颤动。大型研究结果报告，食管切除术后心肌梗死的发生率为1.1%～3.8%，这与其他胸外科手术相近。

（2）手术特异性并发症。

①吻合口瘘：简单来说就是切开的食管再接起来后长不好，没法闭合。它的发生率及死亡率均较高，处理起来最为棘手。

②吻合口狭窄：可导致吞咽困难、吞咽痛和误吸症状，并能引起膳食摄入不足和营养不良。

③喉返神经损伤：可表现为声音嘶哑、呼吸困难和（或）吸入性肺炎。

④乳糜胸：表现为给予肠内营养时胸导管引流增多，并且引流液从浆液血性变为乳状。

⑤功能性障碍：食管切除术后，患者的消化功能通常会受到影响，但大多症状轻微，可能出现的功能性障碍包括吞咽困难、反流、胃排空延迟和倾倒综合征。

⑥食管裂孔疝：腹腔脏器通过扩大的食管裂孔进入胸腔，就会形成食管裂孔疝，主要症状包括恶心、呕吐、进行性胸痛和不明原因的体重下降。

三、怎样放、化疗

1. 什么是放疗

放射治疗，简称“放疗”。它是通过电离辐射，破坏细胞核中的DNA，使细胞失去增殖能力，从而达到杀死肿瘤细胞的目的。食管鳞状细胞癌对放疗比较敏感，可以取得较好的疗效[4]。但是，放射线在杀死癌细胞的同时，也会使周围的正常组织受到不同程度的照射，引起一些不良反应，这在多数情况下是可控的，少数严重情况下需要暂停放疗或者放弃放疗。

2. 什么是化疗

化学药物治疗，简称“化疗”，主要通过使用化学治疗药物杀灭肿瘤细胞，从而达到治疗目的。手术和放疗属于局部治疗，而化疗是一种全身治疗的手段，化疗药物会随着血液循环遍布全身的绝大部分器官和组织。化疗药物没有特异性，因此，在杀死癌细胞的同时，必然也会杀死正常细胞。

3. 什么情况需要放、化疗

在早期或浅表性食管癌中，放疗主要用于病变浸润深度达到黏膜下层（>200 μm）的T1b期食管癌，有淋巴结或血管侵犯，肿瘤低分化（≥G3），但同时又拒绝外科手术或因一般情况较差不能耐受手术的患者。

四、内镜手术围术期需注意什么

1. 良好的心态

目前，内镜技术已经广泛用于早期食管癌的治疗，即使是其中手术难度最高、手术级别最高的ESD技术也已经成熟，总体来说内镜手术具有很高的安全性。但是每个人情况不一样，手术风险也就不同。此外，内镜手术通常都是在无痛胃镜全麻状态下进行，术中患者并不会有痛感，常说内镜手术睡一觉醒来就完成了。因此，我们需要保持良好的心态，不必恐惧。

2. 术前准备

（1）抽血检查：术前患者必须进行血常规及凝血功能检查，医生会关注血红蛋白、血小板计数、凝血酶原时间（PT）以及国际标准化比值（INR）等指标。因为指标异常可能增加ESD术中、术后出血的风险。此外，通常还需要检查肝、肾功能。

（2）酌情停用抗凝、抗血小板药物：合并有心脑血管疾病，需要长期服用抗血小板药物（如阿司匹林、氯吡格雷、双嘧达莫、噻氯匹定等），或抗凝药物（如华法林、达比加群酯、利伐沙班、阿哌沙班、依度沙班）的患者，术前需告知内镜医生，必要时在心内科医生的综合评估下，酌情停药[6-7]。

（3）严格禁食禁饮：与做胃镜检查一样，内镜手术前也需要禁食、禁饮，通常要求术前禁食8小时以上，禁饮4小时以上。

3. 术后注意事项

（1）术后怎样恢复饮食?

一般来说，EMR、RFA术后24小时就能恢复饮食。但是需注意部分病变范围较大、术中有明显出血的情况，可能会延长禁食时间。因此，必须严格遵循医嘱。

ESD术后，通常需要禁食24小时，根据患者情况，再逐步开放饮食。先是可以喝凉开水，然后再进食冷流食（米汤、牛奶、营养液）。流食是指纯稀的食物，没有残渣。若进食流食后没有不适，术后2～3天就可以进食半流食、清淡低纤维的食物，比如酸奶、稀粥、肉末、面条、鸡蛋羹。

手术创面的愈合大约需要1个月，因此在这段时间内，应避免食用坚硬、辛辣、刺激性的食物，以免损伤食管黏膜，不利于创面愈合。还需注意细嚼慢咽，保证食物充分磨碎并和唾液充分混合。此外，进食前后均可以少量饮水，润滑食管壁。少量多餐，进食后不立即躺平，可以取坐位或适当活动。若出现吞咽困难，食物梗阻在食管的情况，应立即就医。

（2）注意休息，避免剧烈运动。

内镜手术后需要加强休息，特别是ESD手术，术后一般建议卧床休息24小时。ESD手术创面愈合通常需要1个月，因此ESD术后1个月应避免剧烈运动，否则容易出现消化道出血和消化道穿孔等不良事件。

（3）警惕术后并发症。

内镜术后的并发症，包括近期和远期并发症，近期并发症主要是出血、穿孔、感染，远期并发症主要是狭窄。

出血可能与病变部位、大小、类型、剥离层次、病变的粘连程度、血管分布、操作者的熟练程度等相关。穿孔可能与病变浸润深度、剥离层次、病变的粘连程度，以及术中是否有肌层损伤等相关。

ESD手术后通常会安置心电监护，便于医护人员观察患者的生命体征，简单来说就是观察有无心率增快、血压波动、呼吸改变等。有时还会安置胃管，观察胃管引流液颜色、性状、量等。对于患者来说，需要关注自己有无呼吸困难、胸闷气促等，保持呼吸道通畅，防止因呕吐误吸引起窒息；关注有无剧烈腹痛、呕血、黑便、剧烈呕吐、剧烈咳嗽、发热、畏寒等情况，若发生以上情况，应及时告知医生和护士。

食管狭窄多见于内镜下食管黏膜切除术后1个月左右。食管黏膜病变范围、浸润深度、切除创面的环周比例与纵向长度是术后食管狭窄的常见影响因素。大于3/4环周的食管黏膜病变经内镜切除治疗的术后狭窄发生率可达88%～100%[8]。

（4）使用抑酸剂。

对于食管病变，无论是进行EMR还是ESD手术，术后通常会使用抑酸剂，其中质子泵抑制剂（PPI）最常用。常见的PPI药物包括奥美拉唑、雷贝拉唑、艾普拉唑、兰索拉唑、泮托拉唑等，需遵医嘱服用足疗程，一般为2～4周。

参考文献

[1] 国家卫生健康委员会. 食管癌诊疗规范（2018年版）[J]. 中华消化病与影像杂志（电子版），2019，9（4）：158-192.

[2] 卢忠生. 早期食管癌内镜黏膜下剥离术治疗策略[J]. 中华胃肠内镜电子杂志，2022，09（2）：73-73.

[3] 于振涛，弓磊，杨月阳，等. 食管癌外科综合治疗进展[J]. 中华消化外科杂志，2022，21（1）：30-33.

[4] 中国医师协会放射肿瘤治疗医师分会，中华医学会放射肿瘤治疗学分会，中国抗癌协会肿瘤放射治疗专业委员会.中国食管癌放射治疗指南（2021年版）[J]. 国际肿瘤学杂志，2022，49（1）：12-25.

[5] 国家消化内镜专业质控中心，国家消化系疾病临床医学研究中心，国家消化道早癌防治中心联盟等. 中国内镜黏膜下剥离术相关不良事件防治专家共识意见（2020，无锡）[J]. 中华消化内镜杂志，2020，37（6）：390-403.

[6] 中华医学会肿瘤学分会早诊早治学组. 中国食管癌早诊早治专家共识[J]. 中华肿瘤杂志，2022，44（10）：1066-1075.

[7] PIMENTEL-NUNES P, LIBÂNIO D, BASTIAANSEN B A J, et al. Endoscopic submucosal dissection for superficial gastrointestinal lesions: European Society of Gastrointestinal Endoscopy (ESGE) Guideline-Update 2022[J]. Endoscopy, 2022, 54(06): 591-622.

[8] KITAGAWA Y, UNO T, OYAMA T, et al. Esophageal cancer practice guidelines 2017 edited by the Japan esophageal society: part 2[J]. Esophagus, 2019, 16(1): 25-43.

第五章

内镜手术后病理报告如何解读？

患者常问："医生我的病理报告怎么还没出呢？" 别急，病理检查是一个非常复杂的过程，需要一步一步地完成。在临床完成取样后，样本会被送到病理科来，被送来的样本是不能直接观察的，需要进行一定处理后才能在显微镜下进行观察分析。下面就介绍具体的操作流程[1-3]。

一、病理报告是怎么诞生的

1. 核对标本，创建病理编号

内镜手术切除的病变组织，会送到病理科进行下一步检查。收到标本后，病理科工作人员需要将标本与申请单信息进行逐一核实，包括患者的姓名、年龄、性别、病历号、标本内容、标本数量、标本固定状态等，确认无误后将通过电子病例系统创建绝对不变且唯一的病理编号。

2. 标本固定和取材

通常将标本放在10%中性福尔马林液中，以起到固定组织形态结构、细胞内成分的功能，固定时间少则4～6小时，多则12～24小时。标本固定后，病理医生会对标本进行取材，即选取病变有代表性的部位，将其切成合适的大小。

3. 脱水、透明和浸蜡处理

首先，使用乙醇作为脱水剂，将水从组织中完全置换出来。

然后，对脱水完毕的组织块，使用二甲苯将乙醇从组织中置换出来。此过程中，媒介剂二甲苯进入组织内，其折射率接近于细胞蛋白的折射率，使整个组织变得透亮，故此过程称为透明。

最后组织经脱水、透明后，需要在熔化的石蜡包埋剂里面浸渍，即浸蜡，一般需浸蜡2～3次。

4. 包埋、切片、染色和封片

包埋是将浸蜡后的组织放入包埋的模具中，经过石蜡与组织的冷却融合，制作成组织蜡块。

切片是在切片机上将组织蜡块切成厚3～5 μm的组织蜡片。

组织切片本身没有颜色，在显微镜下无法辨别细胞的形态结构，为了区别不同的细胞结构，就要对切片进行染色处理。通常采用苏木精-伊红（HE）染色，此外还有免疫组化染色和特殊染色。

5. 阅片并发布病理报告

病理医师将染色后的切片放在显微镜下观察，通过组织细胞的形态学变化对送检标本做出相应病理诊断。一名医生阅片诊断后，通常还会由另一名医生进行核验，保证报告质量。

目前，病理诊断是公认的对疾病最可信赖的定性诊断，是诊断的“金标准”，

二、病理报告的三要素是什么

一份完整的病理报告，包括三个方面的信息：患者的基本信息、肉眼所见、病理诊断。

1. 患者的基本信息

患者的基本信息包括姓名、性别、年龄、病理号、登记/住院号、床号、联系方式等多个信息。其中，病理号是每份病理报告的独特标签，即相当于患者病理报告的身份证。

对于这部分内容，患者在拿到报告后，应该先快速核对其是否正确。

2. 肉眼所见

（1）送检标本来源：就是描述标本在体内的具体解剖位置，例如食管病变多描述为“距门齿××cm”。

（2）标本大小及数量：小标本是指通过胃镜或肠镜获取的活检标本，常见描述为“灰白小组织××粒”；大标本是指外科、内镜手术切除后获取的标本，在报告中常见描述为“组织××块”；通常还会写出标本的具体大小，比如“3 cm×5 cm”。

这部分内容是病理医师对取材标本的大体描述，主要用于医生之间的信息交流。患者和家属可以略过这部分信息。

3. 病理诊断

病理诊断是整个病理报告诊断中最重要的部分，主要包括组织学类型、浸润深度、切缘情况、脉管浸润以及免疫组化等信息。

三、早期食管癌/癌前病变内镜手术后病理报告该怎么看

1. 看组织学类型的表述

癌前病变：不典型增生、异型增生、非典型增生、低级别上皮内瘤变（LGD）、高级别上皮内瘤变（HGD）。

癌：黏膜内癌、查见肿瘤、鳞癌形成（CA）、癌变。

2. 如有癌变，看分化程度的表述

食管未分化癌是指缺乏明确的鳞、腺或神经内分泌分化特征的食管上皮恶性肿瘤。

根据分化程度分为高分化、中分化、低分化，分化程度越低，患者预后越差（预后从好到差依次为高分化>中分化>低分化>未分化）。

3. 看病变浸润深度的表述

浸润层次越深，预后越差（预后从好到差依次为侵及黏膜层>黏膜下层>浅肌层>深肌层>全层>食管外脂肪组织）。

4. 看水平/垂直切缘的表述

切缘包括水平切缘和垂直切缘。未见肿瘤最佳；如果报告中有“切缘查见××”的表述，则需警惕；如果切缘阳性，表明病变可能没有切干净，存在复发的风险。

5. 看脉管侵犯的表述

脉管包括微血管和淋巴管，脉管浸润是指肿瘤细胞已经侵犯微血管和淋巴管，当然是“有”比“无”的危险性

更高。有脉管侵犯，复发和转移的风险更高。

6. 看免疫组化

免疫组化应用了抗原与抗体特异性结合的原理，这就类似于钥匙和锁，二者一一对应，特异性结合。应用显色剂（荧光素、酶、金属离子、同位素）来标记抗体，利用显色的抗体与组织细胞内抗原（多肽和蛋白质）特异性结合，进行定性、定位、定量检测。

免疫组化的作用[4]：第一，对于未分化的恶性肿瘤，协助确定肿瘤细胞起源；第二，利用各组织特异抗体进行免疫组化标记可明确肿瘤组织类型，协助肿瘤的诊断和鉴别诊断；第三，免疫组化可以帮助发现微小转移灶，识别浸润和转移；第四，免疫组化可明确病灶组织中的一些致病微生物；第五，免疫组化检测（PD-L1、HER2、MLH1、PMS2、MSH2、MSH6、MSI等）有助于判断预后并指导临床制订靶向治疗方案。

至此，大家对病理报告应该有初步认识了吧。但是想读懂读透病理报告单并不是件容易的事情，患者仍需要专业医生的讲解和分析。

参考文献

[1] 龚志锦，詹镕洲. 病理组织制片与染色技术[M]. 上海：上海科学技术出版社，1994.

[2] 王泊云，李玉松，黄高昇，等. 病理学技术[M]. 北京：人民卫生出版社，2000.

[3] 梁英杰，凌启波，张威.临床病理学技术[M]. 北京：人民卫生出版社，2011.

[4] LAM A K，NAGTEGAAL I D. Pathology Reporting of Esophagus Endoscopic Resections：Recommendations From the International Collaboration on Cancer Reporting[J]. Gastroenterology，2022，162（2）：373-378.

第六章

食管ESD术后狭窄，你了解多少？

一、食管ESD术后狭窄是怎样形成的

虽说内镜治疗技术已比较成熟，安全性高，并发症少，但这并不意味着不会出现并发症。在出血、穿孔、感染、狭窄这些食管ESD并发症中，食管狭窄最为常见[1]。尤其是环周型食管病变，在进行ESD完全切除后，食管狭窄的发生风险高。

食管狭窄属于远期并发症，多见于内镜下食管黏膜切除术后1个月左右。食管病变处黏膜被剥离后，由于黏膜缺损，纤维增生，瘢痕形成及挛缩，最终导致食管ESD术后创面狭窄[2]。食管狭窄具体是指标准内镜（直径为9.8 mm）难以通过的食管管腔狭窄。

食管ESD术后并发狭窄常会引起吞咽困难，降低患者的生活质量，甚至导致吸入性肺炎等。患者可能会感到食物或药丸像是卡在了咽部。大部分患者只在吃固体食物时才有吞咽困难，严重者可出现液体吞咽困难。由于吞咽困难，部分患者会出现体重下降、消瘦、营养不良。

二、如何评估食管狭窄情况

若患者出现食管狭窄相关表现，应该结合自身情况，对食管狭窄情况进行初步评估。另外，食管狭窄治疗前后，比如内镜扩张治疗前后应该对比“食管狭窄评分”，以帮助了解疗效。

食管狭窄评分如下：

0分：能常规进食；

1分：能吃一些固体食物；

2分：能吃半固体食物；

3分：只能喝液体；

4分：不能吞咽。

三、哪些患者在食管ESD术后容易出现狭窄

食管黏膜病变范围、浸润深度、切除创面的环周比例、纵向长度，这些都是ESD术后食管狭窄的常见影响因素。

综合多项研究结果，当食管黏膜病变环周比例大于或等于3/4周时，ESD术后狭窄的发生率可高达90%。而全周病变的患者，ESD术后狭窄的发生率更是高达100%。此外，当病变剥离长度大于5 cm时，狭窄风险增高；如果剥离术中固有肌层损伤，狭窄风险同样也会增高。

如果患者本身是瘢痕体质，皮肤在轻微的损伤后就会遗留瘢痕疙瘩，那么应当引起重视。

四、如何预防食管ESD术后狭窄

ESD术后一旦发生食管狭窄，容易影响进食，导致患者生活质量明显降低，故预防ESD术后狭窄非常重要。当前主要可以通过降低炎症反应、减少黏膜缺损、防止过度纤维化等措施来预防ESD术后食管狭窄，具体措施包括以下几种[3]。

1. 预防性内镜下球囊扩张术

预防性内镜下球囊扩张术就是在食管ESD/EMR术后1周内进行球囊扩张，每周1次，直至黏膜缺损愈合。该方法可降低狭窄的严重程度，缩短后续治疗狭窄所需时间，但与此同时有发生穿孔的危险。

2. 食管支架

安置食管支架是另外一种传统的预防狭窄的方法，它的主要优势是在局部形成持续的压力，达到持续扩张食管的效果。当食管狭窄明显缓解时，食管支架可被取出。但长期置入金属支架会引起并发症，如支架移位、局部组织增生、再狭窄、食管穿孔、出血等[4]。

3. 糖皮质激素疗法

糖皮质激素疗法主要是通过减轻炎症反应、减少组织纤维化，防止ESD术后食管狭窄。国内外多项研究均已证实，运用糖皮质激素可以降低食管ESD术后狭窄的总发生率，降低顽固性狭窄发生率，减少后续所需扩张治疗次数[5]。

糖皮质激素使用方法多样，包括局部注射、口服、联合应用等。其中口服糖皮质激素是最常用的方式，价格低廉，并且很方便。尽管糖皮质激素疗效确切，但也存在着局限性。口服糖皮质激素存在全身并发症风险，包括伤口修复延迟、免疫抑制、糖尿病加重、股骨头坏死等，因此使用时一定要谨遵医嘱。而局部注射糖皮质激素对医生的操作有一定要求，且可能会出现食管穿孔、纵隔脓肿、胸腔积液等并发症。

4. 应用生物材料覆盖创面

应用一些具有促进愈合、抗炎作用的生物材料，将其覆盖于创面，可预防食管ESD术后狭窄，常用的包括聚乙醇酸膜和羧甲基纤维素钠膜。但目前将膜覆盖于创面的操作过程比较复杂，耗时较长，且容易受到进食、食管蠕动的影响，膜难以长期覆盖于创面，目前在临床上应用较少[6-7]。

5. 利用自体细胞、组织补缺

这是一种组织工程方法，简而言之就是利用自体细胞或组织来填补创面缺损，目前新兴的有细胞外基质支架、自体细胞注射及细胞膜片移植等技术[8]。但是这些技术大多处于研发阶段，操作难度大，价格昂贵，疗效亦不确切，目前临床罕有使用。

讲了这么多方法，其实目前临床应用得较多的还是食管球囊扩张和使用糖皮质激素。其他的方法目前还在研究探索中，希望未来这些新方法能为早期食管癌患者带来福音。

五、食管出现狭窄了，该怎么办

食管出现狭窄了，还有没有救？别怕，食管ESD术后狭窄这种并发症，本身就并不少见，而且目前有多种方法可以治疗。食管球囊扩张术、食管探条扩张术、可回收支架植入术是常用的治疗方案。

1. 内镜下食管扩张术

“食管扩张术”顾名思义是一种加宽食管的手术，包括球囊扩张术及探条扩张。

①球囊扩张术（图6-1）。

球囊扩张术的操作流程如下：经由胃镜到达食管狭窄处，借助金属导丝的导引，将球囊管伸入狭窄处，然后向球囊内注入生理盐水或气体，使球囊膨胀起来，利用球囊扩张以增加局部组织张力，维持一定时间后取出球囊，达到扩张狭窄病变组织的目的。

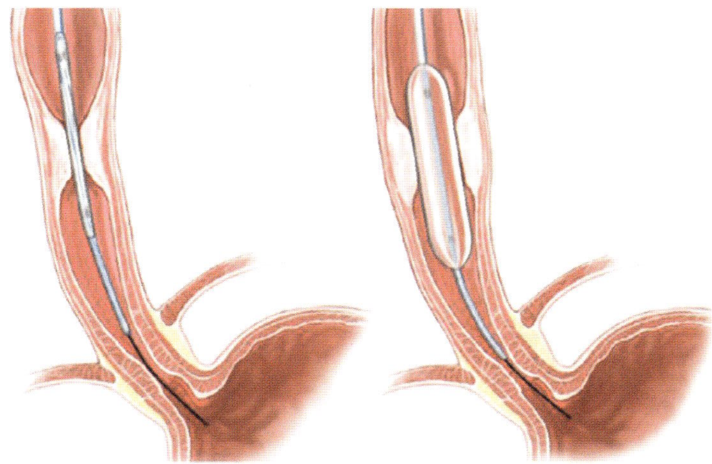

图6-1 球囊扩张术简易示意图
（资料来源：*Adult Chest Surgery*, 2nd edition）

②探条扩张（图6-2）。

探条扩张的操作流程如下：先在胃镜下将金属导丝穿过食管狭窄的地方，然后退出胃镜，留下金属导丝，接着在X线透视下，使用不同直径，由细到粗地扩张探条，沿着金属导丝穿过食管狭窄或阻塞处，逐渐撑开食管狭窄或阻塞处，以达成扩张的目的。

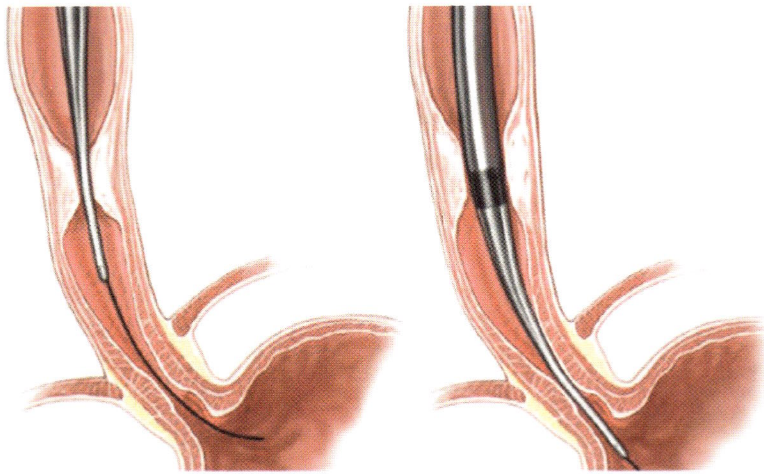

图6-2　食管探条扩张示意图
（资料来源：*Adult Chest Surgery*, 2nd edition）

在吞咽困难症状缓解、复发以及并发症的发生方面，两种扩张方式之间无明显差异。

内镜下食管扩张术是食管狭窄治疗的首选方案，超过80%的患者经1～5次扩张后，吞咽困难可缓解。随着扩张次数的增加，患者吞咽困难的缓解期会逐渐延长，食管扩张的手术间期也逐渐延长：从每2周需扩张1次，到每月扩张1次，再到每2个月扩张1次，到最后完全缓解。内镜下扩张也存在一些并发症，常见的有出血（发生率为0.5%～0.8%）、穿孔（发生率为0.1%～4.1%）和感染（发生率为2%～3%）。

2. 可回收支架置入术

不推荐将可回收支架置入术作为食管狭窄的一线治疗方案，其适用于合并食管瘘的顽固性食管狭窄的患者。置入6～8周，可达到持续性扩张的效果。接受此治疗的患者移除支架后，其狭窄复发间隔时间长于行扩张术的患者。但是，支架置入术的不良反应发生率较高，为15.3%～28.1%。

六、食管狭窄复发了，该怎么办

部分患者在症状缓解后3～6个月可能再次出现吞咽困难，若出现这样的情况，不要担心，可继续行食管扩张术，疗效同初次扩张术相比无明显差异。

七、食管出现顽固性狭窄，又该怎么办

1. 什么是顽固性狭窄

顽固性狭窄是指扩张6次及以上后，患者仍存在吞咽困难。

2. 顽固性狭窄的治疗目标

顽固性狭窄的治疗目标是缓解吞咽困难、维持进食、维持体重、提高患者生活质量。

3. 顽固性狭窄的治疗方式

顽固性狭窄的治疗方式有食管扩张术、支架置入术联合治疗。文献报道最多扩张次数可达36次。对于保守治疗无效，且严重的食管狭窄，还有最后一招，即进行食管切除+食管重建。

总的来说，ESD术后食管狭窄是一种良性病变。目前已有多种预防措施及治疗方式可缓解患者的吞咽困难。如果出现食管狭窄，应及时就诊、坚持治疗，科学面对，不要恐惧！

参考文献

[1] 中华医学会消化内镜学分会，中国医师协会内镜医师分会，北京医学会消化内镜学分会. 中国食管良恶性狭窄内镜下防治专家共识意见（2020，北京）[J]. 中华胃肠内镜电子杂志，2020，7（4）：165-175.

[2] 国家消化内镜专业质控中心，国家消化系统疾病临床医学研究中心（上海），国家消化道早癌防治中心联盟，等.中国内镜黏膜下剥离术相关不良事件防治专家共识意见（2020，无锡）[J]. 中华消化内镜杂志，2020，37（6）：390-403.

[3] 王华，刘枫，李兆申，食管内镜黏膜下剥离术后狭窄的发生机制和预防[J].中华消化内镜杂志，2015，32（4）：266-266.

[4] 彭海玲，谭玉勇，刘德良，难治性食管良性狭窄的内镜下治疗进展[J].中华消化内镜杂志，2022，39（02）：159-163.

[5] 邱钰，冯亚东，杨超虎，等. 糖皮质激素预防食管内镜黏膜下剥离术后狭窄的临床观察[J].中华消化内镜杂志，2021，38（02）：143-143.

[6] MARTINEK J. How to prevent post-ESD esophageal stricture[J]. Endoscopy International Open, 2019, 7(06): E771-E773.

[7] BAO Y, LI Z, LI Y, et al. Recent advances of biomedical materials for prevention of post-ESD esophageal stricture[J]. Frontiers in Bioengineering and Biotechnology, 2021, 9: 792929.

[8] OHKI T, YAMATO M, OKANO T, et al. Regenerative medicine: tissue-engineered cell sheet for the prevention of post-esophageal ESD stricture[J]. Gastrointestinal Endoscopy Clinics, 2014, 24(2): 273-281.

第七章

内镜手术是不是一定能根治食管癌？如何随访？

一、内镜手术是不是一定能根治食管癌

早期食管癌患者，通过内镜手术后，绝大多数能达到根治效果，5年生存率可达95%以上[1]。但是也会有少数患者，可能会出现食管癌的复发与转移。

1. 内镜术前分期≠内镜术后分期

内镜术前评估是“早期食管癌”者，切除标本经病理评估后，可能并不是“早期食管癌”，出现病理升级。

什么是病理升级？就是病变更严重了。为什么会出现病理升级？因为手术之前对目标病灶进行精准评估，对任何医生来说都是一项艰巨的挑战。尽管内镜检查设备不断更新、内镜切除技术不断发展、内镜医师操作水平不断提高，医生可以借助多种辅助手段来评估病变浸润深度和层次，评估有无淋巴结转移及远处脏器转移，但是这些本质上都是“推测”，不能等同于病变的真实情况。

而术后病理诊断，是对内镜下切除标本的完整观察，可以全面地评估病变的情况，这种方法才是诊断的“金标准”。也就是说，可能出现以下情况：术前评估浸润局限于黏膜下层，而术后病理评估却已超过黏膜下层；术前评估是高分化，术后病理诊断是低分化。

当出现病理升级时该怎么办？医生会评估每个患者的具体情况，告知其转移和复发风险，并制订个体化追加治疗方案（再次内镜、外科手术、放化疗等）。

2. 内镜术后残留与复发

EMR和ESD是内镜下治疗早期食管癌及癌前病变的常用方法，但是两种方法均可能出现没切干净，肿瘤残留的情况。这在病理诊断报告中常会标注出来，如水平/垂直切缘阴性（–）或阳性（+）。出现切缘阳性（+）代表可能有病变残留，需要进一步处理，医生会评估具体情况并制定个体化追加治疗方案。

3. 肿瘤微转移

肿瘤微转移是指在肿瘤发展过程中，肿瘤细胞可以扩散并存活于血液循环、淋巴管、骨髓以及其他器官中，没有任何临床表现，尚未形成转移结节。这是通过影像学、临床病理学检查等方法均难以检测和发现的一种微量转移。简而言之，就是可能你的癌细胞已经转移了，但是当前的医疗技术无法检测出来。

4. 复发的高危人群

早期食管癌，通过内镜手术治疗后绝大部分是可以根治的，但并不代表不会再次患癌。因为癌症的发生和遗传、环境等各种因素相关，如果已经得了癌症，说明患者具有一些危险因素，会促进肿瘤的发生和发展。也就是说，只要有食管癌的病史，那么以后再患食管癌的风险比一般人群更高。

另外，癌症的发生不是一天两天的事，是一个从癌前病变进展成癌的过程。可能患者的体内还有一些中间因素，有进展成癌前病变和癌的可能，目前还不能被发现。这也可以解释，为什么有些患者具有多个病灶，东一块、西一块，有的病变已经是癌了，有的病变尚处于癌前病变阶段，而还有部分病变还处在癌前病变之前。

虽然经过内镜治疗后仍有复发或转移的可能，但是也不必恐慌，通过定期复查，随访监测，可以早期发现并处理问题。下面就来介绍，内镜术后应该如何随访。

二、早期食管癌或癌前病变，经内镜治疗后如何随访

1. 复查间期

早期食管鳞癌及癌前病变内镜治疗后，一般建议术后3月、术后6月、术后12月复查胃镜，若无明显异常，从第2年开始可每年进行1次复查。如果复查过程中发现原位复发，或其他部位新发病变，重新评估治疗。

2. 复查项目

（1）内镜检查：胃镜是每个患者复查时都必须做的基本检查，它可以直观地观察手术创面瘢痕愈合情况，观察有无食管狭窄，原手术部位有无残留复发，其他部位有无新发病变。

（2）CT检查：主要包括胸部CT和腹部CT，一般来说是增强扫描。CT检查的主要目的是评估有无淋巴结转移，有无远处脏器转移，常见的如肝转移、肺转移。

（3）超声检查：浅表淋巴结彩超可评估有无食管癌淋巴结转移，肝脏超声检查可评估有无肝转移。

（4）上消化道造影：少部分患者，当出现严重的食管狭窄，或者食管功能障碍时，需要进行上消化道造影检

查，包括食管X线钡餐和食管碘油造影。这些检查有助于了解食管狭窄长度范围、食管狭窄的程度，以及食管蠕动的情况。

3. 妥善保存检查资料

每次复查的资料均应妥善保存，并按照时间顺序进行整理。这些资料能够在门诊随访时帮助医生迅速抓住重点，了解患者诊治的具体经过。另外，这些资料也有助于内镜医生在复查胃镜时，加强对原食管癌术后手术瘢痕处愈合、复发等情况的关注，并做出准确判断。

需要保存的资料包括：

（1）术前资料：术前胃镜报告、术前病理活检报告、术前CT、术前超声检查报告。

（2）手术资料：内镜手术报告、术后病理诊断。

（3）术后复查资料：每一次复查的胃镜报告和对应的病理活检报告，复查的CT和超声报告。其中，最近一次复查结果尤为重要。

（4）追加治疗相关资料：再次内镜手术报告和对应的手术病理报告，外科手术报告和对应的手术病理报告，放化疗资料（放、化疗次数、方案、末次治疗时间）。

（5）食管扩张治疗资料：如果患者在术后出现了食管狭窄，并进行了内镜下食管扩张治疗，应妥善保管每次内镜扩张治疗的报告，并按照时间顺序保存，这些报告将有助于医生评估扩张效果，制订后续治疗方案。

4. 食管早癌延续服务管理

一些医院还为早期食管癌患者开通了“绿色通道”。比如早在2019年5月，四川大学华西医院消化内科就成立了“消化道早癌延续服务管理”项目，这是一种利民便民的疾病全程管理模式。简单来说，就是有一群专职的医生、护士，为患者建立健康档案，制订个体化的随访计划，并且帮患者安排预约好每次复查的项目，解读复查报告并指导治疗，整体模式如图 7-1 所示。

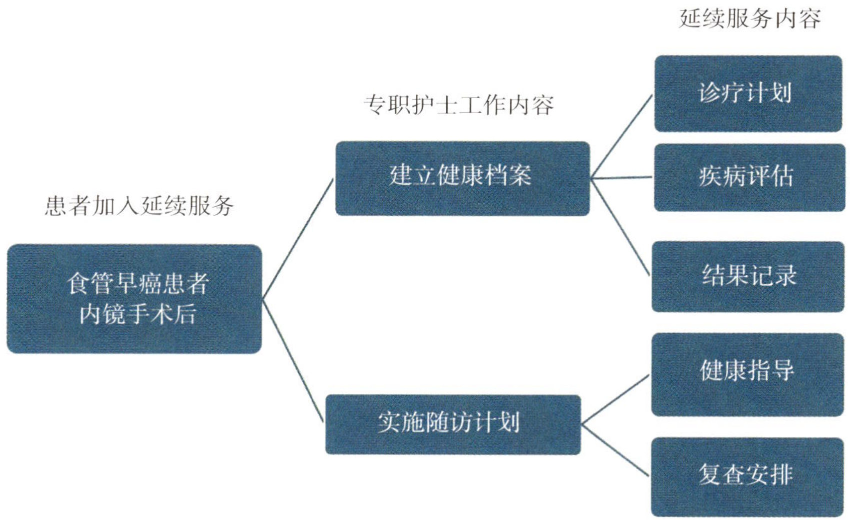

图 7-1　食管早癌延续服务管理

参考文献

[1] 杨欢，孙宛怡，王建炳，等. 中国食管癌病因学、筛查及早期诊断研究进展[J]. 肿瘤防治研究，2022，49（3）：169-175.

[2] 中华医学会肿瘤学分会早诊早治学组. 中国食管癌早诊早治专家共识[J]. 中华肿瘤杂志，2022，44（10）：1066-1075.

[3] OBERMANNOVÁ R, ALSINA M, Cervantes A, et al. Oesophageal cancer: ESMO Clinical Practice Guideline for diagnosis, treatment and follow-up[J]. Annals of Oncology, 2022, 33(10): 992-1004.

[4] RYBICKI F, GLANC P. Patient-friendly summary of the ACR appropriateness criteria: staging and follow-up of ovarian cancer[J]. Journal of the American College of Radiology, 2019, 16(5): e23.

[5] AJANI J A, D'AMICO T A, BENTREM D J, et al. Esophageal and esophagogastric junction cancers, version 2.2019, NCCN clinical practice guidelines in oncology[J]. Journal of the National Comprehensive Cancer Network, 2019, 17(7): 855-883.